www.ingramcontent.com/pod-product-compliance
Lightning Source LLC
Chambersburg PA
CBHW051320220526
45468CB00004B/1421
* 9 7 8 1 7 9 4 0 4 8 4 1 6 *